"Caminhando Juntos: Um Guia para Pais de Autistas baseado na TCC"

Daniel Nascimento

Autor

Sobre o Autor

Daniel Nascimento é um técnico em nutrição e dietética, bacharelando em psicologia e nutrição, com vasta experiência em ajudar pessoas a alcançarem uma alimentação saudável e equilibrada. Além disso, ele é um escritor prolífico, autor de dois livros populares: "Como Perder Peso Sem Perder a Saúde?" e 'Tornando-se consciente: A Nutrição Comportamental através da Lente da Teoria Cognitivo-Comportamental"

Com uma abordagem holística para a nutrição, Daniel Nascimento acredita que a saúde física e mental estão intimamente ligadas e, portanto, procura ajudar seus pacientes a melhorar ambos os aspectos de suas vidas. Ele trabalha individualmente com cada cliente para criar planos alimentares personalizados, adaptados às suas necessidades e objetivos.

Com sua experiência em psicologia, Daniel Nascimento também ajuda seus clientes a entender e superar as barreiras mentais que podem impedi-los de alcançar seus objetivos de saúde. Ele acredita que a educação e a conscientização são fundamentais para uma mudança de estilo de vida bem-sucedida, e seus livros refletem essa filosofia.

"Caminhando Juntos: Um Guia para Pais de Autistas baseado na TCC"

Bem-vindo ao livro "Caminhando Juntos: Um Guia para Pais de Autistas baseado na TCC". Nesta jornada, vamos explorar como a Terapia Cognitivo-Comportamental (TCC) pode ser uma ferramenta valiosa para os pais de crianças autistas. A TCC é uma abordagem terapêutica baseada na ideia de que nossos pensamentos, emoções e comportamentos estão interligados, e como podemos utilizar esse conhecimento para apoiar e promover o desenvolvimento saudável de nossos filhos. Neste livro, oferecemos estratégias práticas e perspectivas úteis para que você possa fortalecer o relacionamento com seu filho autista e enfrentar os desafios com confiança.

Indicie

Capítulo 1: Entendendo o Transtorno do Espectro Autista (TEA)

O que é o TEA: uma visão geral das características e desafios associados ao transtorno.

Diagnóstico e avaliação: compreendendo o processo de diagnóstico e a importância de uma avaliação adequada.

Perspectiva positiva: destacando os pontos fortes e habilidades únicas das pessoas no espectro autista.

Capítulo 2: Introdução à Terapia Cognitivo-Comportamental (TCC)

Fundamentos da TCC: uma visão geral dos princípios e conceitos centrais da TCC.

Adaptação da TCC para crianças autistas: como a abordagem pode ser personalizada para atender às necessidades específicas de crianças no espectro autista.

O papel dos pais na TCC: compreendendo a importância do envolvimento ativo dos pais no processo terapêutico.

Capítulo 3: Construindo uma Comunicação Efetiva

Desafios de comunicação: abordando as dificuldades comuns de comunicação em crianças autistas.

Estratégias de comunicação: aprendendo a adaptar e melhorar a comunicação com seu filho.

A importância do apoio emocional: como a empatia e a compreensão emocional podem fortalecer a comunicaçã

Capítulo 4: Gerenciando Comportamentos Desafiadores

Compreendendo o comportamento: explorando as causa possíveis dos comportamentos desafiadores e a importância da análise funcional.

Técnicas de manejo de comportamento: estratégias baseadas na TCC para lidar com comportamentos problemáticos.

Reforço positivo: como utilizar recompensas e incentivos para promover comportamentos positivos.

Capítulo 5: Manejando a Ansiedade e o Estresse

Ansiedade e autismo: discutindo a relação entre o autismo e os problemas de ansiedade.

Técnicas de redução de ansiedade: introduzindo técnicas simples, como relaxamento e respiração, que podem ajudar a diminuir a ansiedade.

Autocuidado para pais: reconhecendo a importância de cuidar de si mesmo enquanto cuida de seu filho.

Capítulo 6: Promovendo o Desenvolvimento Social

Habilidades sociais: identificando as habilidades sociais que as crianças autistas podem ter dificuldade em desenvolver habilidades sociais: identificando as habilidades sociais que as crianças autistas podem ter dificuldade em desenvolver e mantendo expectativas realistas.

Promovendo interações sociais positivas: estratégias para incentivar interações sociais saudáveis e apoiar o desenvolvimento de amizades.

Trabalhando em equipe: como colaborar com terapeutas, educadores e outros profissionais para apoiar o desenvolvimento social de seu filho.

Capítulo 7: Estabelecendo Rotinas e Estrutura

Importância da rotina: explicando como as crianças autistas podem se beneficiar de uma rotina estruturada.

Criando rotinas efetivas: dicas para estabelecer rotinas consistentes e flexíveis em casa.

Adaptação de rotinas: como lidar com mudanças e transições para minimizar o estresse e a ansiedade.

Capítulo 8: Promovendo a Autonomia

Desenvolvimento de habilidades: incentivando a independência e a autossuficiência em seu filho.

Estabelecendo metas alcançáveis: como definir metas realistas e progressivas para promover o crescimento do seu filho.

Fomentando a autodeterminação: capacitando seu filho para tomar decisões e participar ativamente de sua própria vida.

Capítulo 9: Lidando com a Escola e o Ambiente Educacional

Inclusão escolar: compreendendo as opções de inclusão escolar e como garantir um ambiente educacional adequado para seu filho.

Parceria com educadores: a importância da comunicação e colaboração com os profissionais da educação.

Estratégias de apoio na escola: fornecendo recursos e estratégias para ajudar seu filho a ter sucesso acadêmico e social.

Capítulo 10: Cuidando de Si Mesmo e da Família

Autocuidado dos pais: a importância de reservar tempo para cuidar de si mesmo e buscar apoio emocional.

Fortalecendo a família: dicas para manter um ambiente familiar saudável e apoiador.

Construindo uma rede de apoio: como encontrar e utilizar recursos e comunidades de apoio disponíveis.

"Caminhando Juntos: Um Guia para Pais de Autistas baseado na TCC" é um livro que visa fornecer orientações e estratégias baseadas na Terapia Cognitivo-Comportamental para ajudar os pais de crianças autistas a enfrentarem os desafios cotidianos com confiança e apoio. Lembre-se de que cada criança é única, e a jornada de cada família será diferente. Através da compreensão, paciência e dedicação, você pode fortalecer o relacionamento com seu filho autista e ajudá-lo a alcançar seu pleno potencial. Juntos, vocês podem caminhar rumo a um futuro brilhante e cheio de possibilidades.

Capítulo 1:

Entendendo o Transtorno do Espectro Autista (TEA)

Bem-vindo ao primeiro capítulo de "Caminhando Juntos: Um Guia para Pais de Autistas baseado na TCC". Neste capítulo, vamos mergulhar no mundo do Transtorno do Espectro Autista (TEA) e explorar suas características e desafios únicos. Compreender o TEA é essencial para construir uma base sólida de conhecimento e empatia, permitindo-nos apoiar nossos filhos de maneira eficaz e amorosa.

O que é o TEA?

O Transtorno do Espectro Autista é uma condição neurológica que afeta o desenvolvimento da comunicação, interação social e padrões comportamentais. As pessoas no espectro autista podem ter uma ampla variedade de habilidades e desafios, tornando cada indivíduo único em sua jornada. O TEA é considerado um "espectro" porque abrange uma ampla gama de características e intensidades, variando desde formas mais leves até formas mais severas.

Características do TEA:

Existem várias características-chave associadas ao TEA, embora seja importante lembrar que nem todas as pessoas no espectro apresentarão todas essas características:

Dificuldades de comunicação: Crianças autistas podem ter dificuldade em desenvolver habilidades de linguagem e comunicação verbal. Alguns podem ser não verbais, enquanto outros podem ter uma fala limitada ou apresentar dificuldades na compreensão de sutilezas comunicativas, como expressões faciais e linguagem corporal.

Interesses restritos e repetitivos: Muitas vezes, as crianças autistas exibem interesses específicos intensos e podem se envolver em comportamentos repetitivos ou estereotipados. Esses interesses podem ser altamente especializados, como em ciência, matemática ou astronomia, e proporcionam uma fonte de conforto e segurança.

Sensibilidades sensoriais: O processamento sensorial pode ser diferente para as pessoas no espectro autista. Sons, luzes, texturas e cheiros podem ser percebidos de forma mais intensa ou de maneira diferente. Alguns podem ser hiper ou hipossensíveis a estímulos sensoriais, o que pode causar desconforto ou ansiedade.

Dificuldades nas interações sociais: As crianças autistas podem ter dificuldades em compreender e participar de interações sociais. Elas podem ter problemas em interpretar emoções e expressões faciais, compreender as regras sociais implícitas e iniciar ou manter amizades.

Rigidez e resistência à mudança: Muitas crianças autistas têm uma preferência por rotina e podem ter dificuldade em lidar com mudanças inesperadas. A rigidez cognitiva e a resistência à mudança podem levar a comportamentos desafiadores quando as rotinas são interrompidas.

Diagnóstico e avaliação:

O diagnóstico do TEA geralmente é realizado por uma equipe multidisciplinar de profissionais de saúde, como médicos, psicólogos e terapeutas especializados em transtornos do desenvolvimento. É importante procurar uma avaliação completa e precisa, pois um diagnóstico preciso pode ajudar a acessar os recursos e suportes necessários para a criança e a família. A avaliação geralmente envolve entrevistas com os pais, observações clínicas e o uso de questionários e testes padronizados.

É fundamental lembrar que o diagnóstico de TEA não define o potencial de uma criança. Cada criança é única, com seus próprios pontos fortes, talentos e interesses. O diagnóstico serve como um ponto de partida para entender melhor as necessidades da criança e direcionar os esforços de intervenção e apoio.

Perspectiva positiva:

É essencial adotar uma perspectiva positiva ao compreender o TEA. As crianças autistas têm muitos pontos fortes e habilidades únicas que devem ser valorizadas. Muitas vezes, possuem uma capacidade excepcional de concentração, pensamento detalhado, memorização e raciocínio lógico. Além disso, podem ter interesses apaixonados e profundos conhecimentos em áreas específicas.

Ao adotar uma perspectiva positiva, podemos reconhecer e valorizar as conquistas e o crescimento de nossos filhos, bem como incentivar o desenvolvimento de suas habilidades e talentos individuais. É importante lembrar que o sucesso não está limitado a medidas tradicionais, como desempenho acadêmico, mas também inclui aspectos sociais, emocionais e pessoais.

Neste primeiro capítulo, exploramos o Transtorno do Espectro Autista (TEA) e suas características. Compreender o TEA é essencial para apoiar nossos filhos autistas de maneira eficaz e amorosa. Reconhecemos que cada criança no espectro é única, com suas próprias forças, desafios e necessidades.

Embora o diagnóstico de TEA possa trazer desafios, é importante adotar uma perspectiva positiva e se concentrar nas habilidades e potenciais de nossos filhos. O próximo passo é explorar como a Terapia Cognitivo-Comportamental (TCC) pode ser uma abordagem valiosa para auxiliar os pais de crianças autistas no apoio ao desenvolvimento saudável de seus filhos.

Nos próximos capítulos, vamos mergulhar na TCC e aprender estratégias práticas para fortalecer o relacionamento com nossos filhos, gerenciar comportamentos desafiadores, promover o desenvolvimento social e emocional, estabelecer rotinas e estrutura, lidar com o ambiente educacional e cuidar de nós mesmos e de nossa família.

Esteja preparado para embarcar em uma jornada transformadora, em que você e seu filho poderão caminhar juntos, enfrentando os desafios e celebrando os sucessos. Juntos, vamos construir uma base sólida para o crescimento e bem-estar de nossos filhos autistas.

Capítulo 2:

Introdução à Terapia Cognitivo-Comportamental (TCC)

No capítulo anterior, exploramos as características e desafios do Transtorno do Espectro Autista (TEA). Agora, vamos mergulhar no mundo da Terapia Cognitivo-Comportamental (TCC) e como ela pode ser uma abordagem valiosa para os pais de crianças autistas. A TCC é uma abordagem terapêutica amplamente utilizada que se baseia na ideia de que nossos pensamentos, emoções e comportamentos estão interligados. Neste capítulo, vamos entender os fundamentos da TCC, explorar como ela pode ser adaptada para crianças autistas e discutir o importante papel dos pais no processo terapêutico.

Fundamentos da Terapia Cognitivo-Comportamental (TCC):

A TCC é baseada na premissa de que nossos pensamentos, emoções e comportamentos estão interconectados e influenciam uns aos outros. Ela se concentra em identificar e modificar os padrões de pensamentos e comportamentos disfuncionais, a fim de promover mudanças positivas e melhorar o bem-estar emocional.

Os principais princípios da TCC incluem:

Identificação de pensamentos automáticos: A TCC ensin
a identificar os pensamentos automáticos que ocorrem e
resposta a situações específicas. Esses pensamentos sã
muitas vezes automáticos e podem ser negativos ou
distorcidos, afetando nossas emoções e comportamento

Avaliação de crenças subjacentes: A TCC explora as
crenças subjacentes que sustentam os padrões de
pensamentos disfuncionais. Essas crenças podem ser
negativas, distorcidas ou inúteis, e a terapia visa desafia
e modificar essas crenças para promover pensamentos
mais realistas e saudáveis.

Reforço positivo: A TCC enfatiza o uso de reforço positiv
para promover comportamentos saudáveis e adaptativos
Isso envolve recompensar e incentivar os
comportamentos desejados, fortalecendo sua ocorrência

Aprendizado de habilidades de enfrentamento: A TCC
ensina habilidades de enfrentamento eficazes para lidar
com situações desafiadoras. Isso inclui estratégias de
relaxamento, resolução de problemas, comunicação
assertiva e outras técnicas que podem ser aplicadas em
várias situações.

Adaptação da TCC para crianças autistas:

A TCC pode ser adaptada para atender às necessidades específicas das crianças autistas, levando em consideração suas características e desafios. Alguns aspectos importantes a serem considerados na adaptação da TCC para crianças autistas incluem:

Comunicação: É fundamental adaptar a linguagem e as estratégias de comunicação para torná-las acessíveis e compreensíveis para a criança autista. Isso pode envolver o uso de recursos visuais, comunicação alternativa e aumentativa, e o uso de linguagem clara e simples.

Flexibilidade: É importante ter flexibilidade nas abordagens terapêuticas, levando em consideração as necessidades e preferências individuais da criança autista. Isso pode incluir estratégias mais estruturadas e previsíveis, bem como a incorporação de atividades e interesses específicos da criança no processo terapêutico.

Sensibilidade sensorial: A sensibilidade sensorial é uma característica comum em crianças autistas, e é importante considerar como isso pode afetar a terapia. Adaptar o ambiente terapêutico, reduzir estímulos excessivos e oferecer estratégias de regulação sensorial pode ajudar a promover um ambiente mais seguro e confortável para a criança.

Foco nas habilidades sociais: A TCC pode ser adaptada para enfatizar o desenvolvimento de habilidades sociais nas crianças autistas. Isso pode envolver a aprendizagem de pistas sociais, habilidades de conversação, resolução de conflitos e outras competências sociais importantes para o seu bem-estar.

Colaboração com a família: A inclusão dos pais e cuidadores no processo terapêutico é essencial. Os pais desempenham um papel fundamental na implementação das estratégias aprendidas na terapia no ambiente doméstico. A colaboração entre terapeutas e pais é crucial para garantir a consistência e o sucesso da intervenção.

O Papel dos Pais na Terapia Cognitivo-Comportamental:

Os pais desempenham um papel vital no processo terapêutico baseado na TCC. Como pais de uma criança autista, vocês são os principais cuidadores e têm uma influência significativa no desenvolvimento e bem-estar de seu filho. Aqui estão algumas maneiras pelas quais os pais podem se envolver efetivamente na terapia:

Participação ativa: Participem ativamente das sessões terapêuticas, fazendo perguntas, compartilhando suas preocupações e contribuindo com informações importantes sobre seu filho. A terapia é uma parceria entre terapeutas e pais, e sua participação é fundamental para o progresso do seu filho.

Implementação de estratégias em casa: Apliquem as estratégias e habilidades aprendidas durante a terapia no ambiente doméstico. Seu envolvimento contínuo na prática das habilidades terapêuticas ajudará a reforçar e generalizar o aprendizado para outras áreas da vida do seu filho.

Observação e monitoramento: Estejam atentos às mudanças e progressos do seu filho. Observem seus comportamentos, habilidades e emoções, e compartilhem essas observações com o terapeuta. Isso ajudará a ajustar e adaptar a terapia para melhor atender às necessidades do seu filho.

Cuidado e autocuidado: Lembrem-se de cuidar de si mesmos durante o processo terapêutico. Cuidar de uma criança com TEA pode ser desafiador, e é importante que vocês também dediquem tempo para descansar, recarregar e buscar apoio emocional quando necessário.

Neste capítulo, exploramos os fundamentos da Terapia Cognitivo-Comportamental (TCC) e como ela pode ser adaptada para atender às necessidades das crianças autistas. Compreendemos a importância de ajustar a abordagem terapêutica para levar em consideração as características e desafios específicos das crianças no espectro autista.

Também discutimos o papel dos pais no processo terapêutico baseado na TCC e como sua participação ativa e implementação das estratégias em casa são fundamentais para o progresso e bem-estar de seus filhos.

À medida que avançamos neste guia, exploraremos estratégias práticas baseadas na TCC que vocês podem aplicar no dia a dia para apoiar o desenvolvimento e o bem-estar de seus filhos autistas. Abordaremos tópicos como manejo de comportamentos desafiadores, promoção de habilidades sociais, estabelecimento de rotinas e estrutura, manejo de ansiedade e resolução de problemas.

Lembre-se de que cada criança é única e pode responder de maneira diferente às intervenções terapêuticas. É importante adaptar as estratégias para atender às necessidades individuais do seu filho. Além disso, é recomendável buscar orientação de profissionais especializados em TEA para obter suporte adicional e ajustar as estratégias conforme necessário.

A Terapia Cognitivo-Comportamental é uma abordagem valiosa para auxiliar os pais de crianças autistas na promoção do crescimento, desenvolvimento e qualidade de vida de seus filhos. Ao se familiarizar com os princípios e técnicas da TCC e aplicá-los de forma adaptada, vocês estarão capacitados a fornecer um suporte terapêutico eficaz e construir uma base sólida para o progresso contínuo.

Nos próximos capítulos, mergulharemos em diferentes áreas de intervenção, oferecendo estratégias práticas baseadas na TCC para enfrentar desafios específicos. Estejam prontos para expandir seu conhecimento e desenvolver habilidades essenciais que irão beneficiar não apenas seus filhos autistas, mas também toda a família.

Lembrem-se de que vocês não estão sozinhos nessa jornada. Com dedicação, informação e apoio mútuo, vocês estarão preparados para enfrentar os desafios e celebrar as conquistas ao lado de seus filhos autistas. Juntos, caminharemos rumo a um futuro de crescimento, aprendizado e felicidade.

Capítulo 3:
Gerenciando Comportamentos Desafiadores

No capítulo anterior, discutimos os fundamentos da Terapia Cognitivo-Comportamental (TCC) e como ela pode ser adaptada para crianças autistas. Agora, vamos explorar uma área essencial de intervenção: o gerenciamento de comportamentos desafiadores. Compreender e lidar com comportamentos desafiadores é uma preocupação comum para muitos pais de crianças no espectro autista. Neste capítulo, aprenderemos estratégias práticas baseadas na TCC para ajudá-los a enfrentar esses desafios de forma eficaz.

Compreendendo Comportamentos Desafiadores:

Comportamentos desafiadores podem se manifestar de várias formas em crianças autistas, como agressão física, birras intensas, comportamentos repetitivos ou auto estimulatórios, dificuldades de sono, entre outros. Esses comportamentos podem ser uma forma de comunicação da criança, expressando frustração, ansiedade, desconforto ou falta de habilidades para lidar com determinadas situações.

É importante lembrar que os comportamentos desafiadores não são culpa da criança ou dos pais. Eles são resultado de uma interação complexa entre características individuais, fatores ambientais e habilidades de enfrentamento. A abordagem da TCC nos permite identificar as causas subjacentes desses comportamentos e desenvolver estratégias para reduzi-los ou lidar com eles de maneira mais eficaz.

Identificando Gatilhos e Fatores Contribuintes:

O primeiro passo para lidar com comportamentos desafiadores é identificar os gatilhos e os fatores contribuintes que podem desencadear ou manter esses comportamentos. Observar atentamente a criança e registrar informações relevantes pode ajudar a identificar padrões e fornecer pistas sobre o que pode estar desencadeando os comportamentos.

Os gatilhos podem variar de acordo com cada criança, mas alguns exemplos comuns incluem mudanças na rotina, transições, demandas excessivas, estímulos sensoriais intensos ou conflitos sociais. Além disso, fatores como fome, sono inadequado, desconforto físico ou dificuldades de comunicação também podem contribui para comportamentos desafiadores.

Desenvolvendo Estratégias de Prevenção:

Uma vez que vocês tenham identificado os gatilhos e fatores contribuintes, é hora de desenvolver estratégias de prevenção. O objetivo é antecipar e evitar situações que possam desencadear comportamentos desafiadores, criando um ambiente mais favorável ao bem-estar da criança.

Algumas estratégias de prevenção podem incluir:

Estrutura e Rotina: Estabelecer uma rotina estruturada e previsível pode ajudar a criança a se sentir mais segura e preparada para lidar com as demandas diárias. Use calendários visuais, horários e lembretes para ajudar a criança a entender e se preparar para as transições e atividades do dia.

Comunicação Visual: Utilize recursos visuais, como cartões de comunicação, quadros de rotina ou agendas visuais, para ajudar a criança a entender e expressar suas necessidades e expectativas. Isso pode facilitar a comunicação e reduzir a frustração, uma vez que a criança poderá se expressar de forma mais clara.

Modificação do Ambiente: Façam ajustes no ambiente para reduzir estímulos sensoriais excessivos. Isso pode incluir diminuir o ruído, ajustar a iluminação, oferecer um espaço calmo e tranquilo para a criança se retirar quando necessário e fornecer recursos de regulação sensorial, como almofadas de pressão, brinquedos sensoriais ou fidgets.

Antecipação de Transições: Se a criança apresenta dificuldades com transições, é útil antecipá-las e fornece suportes visuais ou verbais para ajudar na preparação. D avisos prévios sobre mudanças iminentes, ofereça escolhas limitadas para aumentar o senso de controle e utilize estratégias de transição suaves, como contar ou cantar uma música.

Reforço Positivo: Reforce e recompense os comportamentos desejados. Reconheça e elogie a criança quando ela lidar com situações desafiadoras de maneira adequada. Utilize recompensas tangíveis, elogic verbais, estrelas em um quadro de recompensas ou outras formas de reforço positivo para incentivar a repetição dos comportamentos adequados.

Desenvolvimento de Habilidades de Enfrentamento: Ensine à criança estratégias de enfrentamento adequada para lidar com frustração, ansiedade ou desconforto. Isso pode envolver o uso de palavras-chave para expressar emoções, ensinar técnicas de respiração ou relaxamento, ou ensinar habilidades de solução de problemas. Ajude a criança a identificar alternativas saudáveis de comportamento em momentos de dificuldade.

Gerenciando Comportamentos Desafiadores em Momentos de Crise:

Apesar de todos os esforços de prevenção, pode haver momentos em que comportamentos desafiadores ocorram e precisem ser gerenciados de forma eficaz. Nessas situações, é importante manter a calma e seguir algumas estratégias específicas:

Segurança em Primeiro Lugar: Garanta a segurança da criança e das pessoas ao seu redor. Remova quaisquer objetos perigosos ou que possam ser usados de forma prejudicial. Mantenha uma distância segura se a criança estiver demonstrando agressividade física.

Redirecionamento: Tente redirecionar a atenção da criança para uma atividade ou objeto alternativo que seja seguro e apropriado. Isso pode ajudar a desviar o foco do comportamento desafiador.

Técnicas de Regulação Emocional: Ajude a criança a se acalmar e a se recuperar do estado de crise. Isso pode envolver a utilização de técnicas de respiração, música relaxante, abraços suaves ou outros métodos que funcionem bem para a criança em particular.

Análise Pós-Crise: Após o episódio de comportamento desafiador, reflitam sobre o que pode ter desencadeado o evento e como lidaram com a situação. Identifiquem estratégias que funcionaram e aquelas que precisam ser ajustadas ou aprimoradas. Essa análise pós-crise pode fornecer insights valiosos para prevenir ou lidar de forma mais eficaz com comportamentos desafiadores no futuro.

Buscando Apoio Profissional:

É importante lembrar que, em alguns casos, comportamentos desafiadores podem exigir suporte profissional adicional. Se os comportamentos persistirem ou se tornarem mais intensos, é recomendável buscar a orientação de um profissional especializado em autismo ou em saúde mental infantil. Eles podem ajudar a avaliar a situação, fornecer estratégias personalizadas e oferecer apoio contínuo para lidar com os desafios específicos do seu filho.

Autocuidado dos Pais:

Lidar com comportamentos desafiadores pode ser emocionalmente e fisicamente exigente para os pais. É fundamental cuidar de si mesmos durante esse processo. Aqui estão algumas dicas de autocuidado:

Busque apoio emocional: Converse com outros pais de crianças autistas ou participe de grupos de apoio. Compartilhar experiências e ouvir perspectivas semelhantes pode ser reconfortante e fornecer ideias e estratégias adicionais.

Reserve um tempo para si mesmo: Tire um tempo regularmente para descansar e recarregar suas energias. Faça atividades que lhe tragam prazer e relaxamento, como praticar exercícios físicos, ler, ouvir música ou praticar hobbies.

Esteja aberto a aprender: Esteja aberto a aprender novas técnicas e estratégias de gerenciamento de comportamentos desafiadores. Mantenha-se informado sobre as últimas pesquisas e intervenções baseadas em evidências para que você possa tomar decisões informadas sobre o cuidado do seu filho.

O gerenciamento de comportamentos desafiadores pode ser um aspecto desafiador da criação de uma criança autista, mas com as estratégias apropriadas baseadas na Terapia Cognitivo-Comportamental (TCC), vocês podem enfrentar esses desafios de maneira eficaz. Identificar gatilhos, desenvolver estratégias de prevenção, promover habilidades de enfrentamento e buscar apoio profissional quando necessário são passos essenciais nesse processo.

Lembre-se de que cada criança é única, e as estratégias podem precisar ser adaptadas para atender às necessidades individuais do seu filho. Estejam abertos a aprender e ajustar as abordagens conforme necessário.

No próximo capítulo, discutiremos o desenvolvimento de habilidades sociais em crianças autistas e como a TCC pode ser aplicada nessa área. Vamos explorar estratégias práticas para ajudar seus filhos a construir relacionamentos saudáveis, desenvolver habilidades de comunicação e interagir de forma mais eficaz com os outros.

Capítulo 4:
Desenvolvendo Habilidades Sociais

No capítulo anterior, discutimos estratégias para o gerenciamento de comportamentos desafiadores em crianças autistas. Agora, vamos nos concentrar em outra área importante de intervenção: o desenvolvimento de habilidades sociais. As habilidades sociais são fundamentais para o sucesso nas interações sociais, relacionamentos e integração na comunidade. Neste capítulo, exploraremos como a Terapia Cognitivo-Comportamental (TCC) pode ser aplicada para ajudar seus filhos autistas a desenvolverem habilidades sociais eficazes.

Entendendo as Dificuldades Sociais no Autismo:

Crianças autistas frequentemente enfrentam desafios nas interações sociais. Eles podem ter dificuldade em entender e interpretar pistas sociais, expressar emoções de maneira apropriada, iniciar ou manter conversas e participar de jogos ou brincadeiras em grupo. Essas dificuldades podem resultar em isolamento social, baixa autoestima e falta de confiança.

É importante reconhecer que as dificuldades sociais no autismo não são devido a falta de interesse ou vontade de se conectar com os outros, mas sim a diferenças no processamento social e na forma como eles interpretam e respondem às pistas sociais. A abordagem da TCC nos permite trabalhar nesses desafios, identificando as habilidades sociais específicas que precisam ser desenvolvidas e fornecendo estratégias eficazes para promover o crescimento nessas áreas.

Identificando Habilidades Sociais Essenciais:

O primeiro passo para ajudar seus filhos autistas a desenvolverem habilidades sociais é identificar as áreas específicas que precisam ser trabalhadas. Cada criança é única, portanto, é importante observar cuidadosamente suas interações sociais e identificar as habilidades sociais que podem estar faltando ou precisam ser aprimoradas.

Algumas áreas importantes a serem consideradas incluem:

Compreensão de pistas sociais: Ajude a criança a aprender a interpretar pistas sociais, como expressões faciais, linguagem corporal e tom de voz. Ensine-os a reconhecer emoções básicas e a entender as intenções e sentimentos dos outros.

Iniciação e manutenção de conversas: Trabalhe com a criança para desenvolver habilidades de iniciar conversas, fazer perguntas adequadas e ouvir ativamente. Ensine-os a manter o contato visual, usar expressões faciais apropriadas e seguir as regras básicas de uma conversa.

Resolução de conflitos: Ajude a criança a aprender estratégias eficazes para resolver conflitos de forma pacífica e respeitosa. Ensine-os a expressar seus sentimentos, ouvir a perspectiva dos outros e buscar soluções mutuamente satisfatórias.

Habilidades de empatia: Trabalhe para desenvolver a capacidade da criança de compreender e se colocar no lugar dos outros. Incentive-os a reconhecer e validar as emoções dos outros e a responder de forma empática.

Participação em jogos e brincadeiras: Ajude a criança a aprender as regras e expectativas sociais envolvidas em jogos e brincadeiras em grupo. Ensine-os a compartilhar, esperar sua vez, seguir as instruções e cooperar com os outros participantes. Pratique essas habilidades por meio de jogos estruturados ou brincadeiras dirigidas.

Estratégias para o Desenvolvimento de Habilidades
Sociais:

Agora que você identificou as áreas de habilidades socia
que seu filho precisa desenvolver, é hora de explorar
estratégias práticas baseadas na TCC para promover o
crescimento nessas áreas:

Modelagem: Demonstre as habilidades sociais desejada
Seja um modelo positivo, mostrando como iniciar uma
conversa, fazer perguntas, demonstrar empatia e resolve
conflitos de maneira apropriada. A criança aprende
observando e imitando o comportamento dos outros,
então seja um exemplo a seguir.

Role Playing: Crie situações sociais simuladas em casa
pratique habilidades sociais específicas. Faça o papel de
outra pessoa e dê à criança a oportunidade de praticar
iniciar uma conversa, fazer perguntas ou lidar com
conflitos. Ofereça feedback e orientação durante o
processo para ajudá-los a aprimorar suas habilidades.

Reforço Positivo: Reconheça e recompense os esforços
da criança no desenvolvimento de habilidades sociais.
Utilize elogios, recompensas tangíveis ou um sistema de
recompensas para incentivar comportamentos sociais

adequados. Isso ajudará a reforçar as habilidades desejadas e motivar a criança a continuar praticando.

Histórias Sociais: Utilize histórias sociais para ajudar a criança a compreender e antecipar situações sociais. Crie narrativas visuais que descrevam os passos envolvidos em uma interação social específica, enfatizando os comportamentos adequados e as respostas esperadas. Isso pode ajudar a criança a se sentir mais preparada e confiante em situações sociais reais.

Grupos de Habilidades Sociais: Considere a possibilidade de envolver seu filho em grupos de habilidades sociais, nos quais eles podem praticar as habilidades sociais em um ambiente estruturado e com o apoio de um profissional treinado. Esses grupos fornecem oportunidades para interações sociais e aprendizado conjunto com outras crianças que enfrentam desafios semelhantes.

Suporte Escolar: Trabalhe em estreita colaboração com a escola do seu filho para promover o desenvolvimento de habilidades sociais. Informe a equipe sobre as áreas de habilidades sociais que você está focando em casa e solicite a cooperação e o suporte da escola. Eles podem incorporar atividades de habilidades sociais em sala de aula e facilitar interações positivas entre a criança e seus colegas.

Lembre-se de que o desenvolvimento de habilidades sociais é um processo contínuo. Seu filho pode levar tempo para internalizar e generalizar essas habilidades para diferentes contextos e situações. Seja paciente e ofereça apoio contínuo, celebrando os progressos e fornecendo orientação quando necessário.

Conclusão:

Desenvolver habilidades sociais é fundamental para o bem-estar e a integração social de crianças autistas. A Terapia Cognitivo-Comportamental (TCC) oferece abordagens eficazes para ajudar a desenvolver essas habilidades e superar os desafios sociais que podem surgir.

No capítulo atual, discutimos a importância de identificar as áreas específicas de habilidades sociais que precisam ser desenvolvidas e fornecemos estratégias práticas para promover o crescimento nessas áreas. A modelagem, o role playing, o reforço positivo, as histórias sociais, os grupos de habilidades sociais e o suporte escolar foram apresentados como ferramentas valiosas no processo de desenvolvimento das habilidades sociais das crianças autistas.

Lembre-se de que cada criança é única e pode ter desafios sociais específicos. É essencial adaptar as estratégias de acordo com as necessidades individuais do seu filho. O progresso pode levar tempo, e é importante celebrar cada conquista, por menor que seja. Continue a ser um modelo positivo, ofereça apoio e esteja aberto a aprender e ajustar abordagens conforme necessário.

No próximo capítulo, exploraremos estratégias baseadas na TCC para lidar com as dificuldades de comunicação que as crianças autistas podem enfrentar. Vamos discutir maneiras de promover a comunicação eficaz, estimular o desenvolvimento da linguagem e ajudar a criança a expressar suas necessidades e desejos de forma clara e adequada.

Capítulo 5:
Promovendo a Comunicação Eficaz

No capítulo anterior, discutimos o desenvolvimento de habilidades sociais em crianças autistas. Agora, vamos nos concentrar em outra área essencial: a comunicação. A comunicação eficaz desempenha um papel fundamental no bem-estar emocional, no desenvolvimento acadêmico e nas interações sociais. Neste capítulo, exploraremos estratégias baseadas na Terapia Cognitivo-Comportamental (TCC) para promover a comunicação eficaz em crianças autistas.

Entendendo as Dificuldades de Comunicação no Autismo:

As crianças autistas podem enfrentar desafios significativos na comunicação. Essas dificuldades podem variar desde atrasos no desenvolvimento da linguagem até dificuldades na compreensão de linguagem não verbal, expressão de emoções e habilidades de conversação. É importante lembrar que a falta de comunicação não indica falta de compreensão ou desejo de se comunicar, mas sim diferenças na forma como o autista processa e expressa a linguagem.

A abordagem da TCC pode ajudar a identificar e superar esses desafios de comunicação, fornecendo estratégias eficazes para melhorar a compreensão, a expressão e a interação verbal e não verbal.

Promovendo a Compreensão:

A compreensão da linguagem é uma parte fundamental da comunicação eficaz. Aqui estão algumas estratégias baseadas na TCC para promover a compreensão em crianças autistas:

Uso de comunicação visual: Utilize recursos visuais, como imagens, pictogramas, calendários e agendas visuais, para auxiliar na compreensão. Essas representações visuais podem ajudar a criança a entender melhor as informações, sequências de eventos e expectativas.

Simplificação da linguagem: Adapte a linguagem para torná-la mais clara e compreensível. Use frases curtas, simples e objetivas. Evite jargões e linguagem figurativa. Reforce a comunicação verbal com gestos e expressões faciais para ajudar a transmitir o significado.

Prática de habilidades de escuta ativa: Ensine a criança a prestar atenção, manter o contato visual e usar pistas contextuais para entender a mensagem do interlocutor. Pratique habilidades de escuta ativa, como repetir ou resumir o que foi dito, para verificar a compreensão.

Reforço positivo: Reconheça e recompense a compreensão da criança. Elogie e reforce o uso adequado de habilidades de compreensão, destacando exemplos específicos de quando a criança demonstrou uma boa compreensão da linguagem.

Promovendo a Expressão:

A expressão é outra área importante da comunicação em crianças autistas. Aqui estão algumas estratégias baseadas na TCC para promover a expressão eficaz:

Estimulação da linguagem: Forneça um ambiente rico em estímulos linguísticos. Leia livros, conte histórias, converse sobre eventos diários e ofereça oportunidades para a criança se envolver em atividades que estimulem a expressão verbal.

Modelagem e imitação: Seja um modelo positivo para a criança, demonstrando como expressar pensamentos e emoções de maneira adequada. Encoraje a imitação dos comportamentos verbais e não verbais que você demonstra. Isso ajudará a criança a aprender novas palavras, frases e expressões.

Uso de apoios visuais: Utilize recursos visuais, como quadros de comunicação, cartões com imagens ou palavras-chave, para auxiliar a criança na expressão de suas necessidades e desejos. Esses apoios visuais podem fornecer uma forma alternativa de comunicação quando a fala é desafiadora.

Prática de habilidades de conversação: Ensine habilidades básicas de conversação, como fazer perguntas, ouvir ativamente e responder de forma apropriada. Pratique a troca de turnos durante uma conversa, ensinando à criança como iniciar, manter e encerrar interações verbais.

Incentivo à expressão emocional: Ajude a criança a identificar e expressar suas emoções de forma adequada. Forneça um vocabulário emocional, use histórias ou situações do cotidiano para discutir diferentes emoções e incentive a criança a falar sobre seus próprios sentimentos.

Reforço positivo: Reforce e elogie os esforços da criança para se expressar. Reconheça a coragem e o progresso em expressar pensamentos e emoções, mesmo que seja com poucas palavras ou gestos simples. Isso incentivará a criança a continuar se comunicando e aumentará sua confiança.

Promovendo a Interação:

Além da compreensão e expressão, promover interações significativas é essencial para uma comunicação eficaz. Aqui estão algumas estratégias baseadas na TCC para promover a interação em crianças autistas:

Estabelecimento de rotinas sociais: Crie rotinas sociais estruturadas para ajudar a criança a entender as expectativas e os padrões de interação. Por exemplo, estabeleça horários regulares para brincar com outras crianças ou participar de atividades em grupo.

Jogos de papéis: Promova jogos de papéis nos quais a criança possa praticar interações sociais e papéis sociais diferentes. Isso pode ajudar a desenvolver habilidades de tomar turnos, compartilhar e cooperar.

Desenvolvimento de empatia: Incentive a criança a entender e se colocar no lugar dos outros. Ensine a importância de considerar os sentimentos e perspectivas dos outros e incentive comportamentos empáticos.

Apoio em situações sociais desafiadoras: Antecipe e prepare a criança para situações sociais mais desafiadoras. Use histórias sociais, prática de habilidades específicas e forneça apoio emocional antes, durante e após essas situações.

Utilização de atividades compartilhadas: Engaje a criança em atividades que estimulem a interação e a comunicação. Isso pode incluir jogos cooperativos, projetos de arte ou atividades esportivas em grupo.

Suporte escolar: Trabalhe em colaboração com a escola para criar um ambiente de apoio à comunicação e à interação social. Compartilhe estratégias eficazes com os professores e equipe escolar, e solicite sua cooperação no desenvolvimento das habilidades de comunicação e interação da criança. Eles podem fornecer oportunidades para a prática dessas habilidades em sala de aula e facilitar interações positivas entre a criança e seus colegas.

Lembre-se de que cada criança é única e pode ter desafios de comunicação específicos. Portanto, é importante adaptar as estratégias às necessidades individuais do seu filho. Esteja atento aos sinais de frustração ou ansiedade e ajuste as abordagens conforme necessário.

Promover a comunicação eficaz em crianças autistas é essencial para o seu desenvolvimento global. A Terapia Cognitivo-Comportamental (TCC) oferece estratégias valiosas para ajudar a superar as dificuldades de compreensão, expressão e interação social.

Neste capítulo, discutimos estratégias baseadas na TCC para promover a compreensão, a expressão e a interação em crianças autistas. Essas estratégias incluem o uso de comunicação visual, simplificação da linguagem, estímulo da linguagem, modelagem, uso de apoios visuais, prática de habilidades de conversação, incentivo à expressão emocional, estabelecimento de rotinas sociais, jogos de papéis, desenvolvimento de empatia, apoio em situações sociais desafiadoras, utilização de atividades compartilhadas e suporte escolar.

Lembre-se de que a comunicação é um processo contínuo, e cada conquista, por menor que seja, é um passo em direção a um desenvolvimento mais completo. Seja paciente, esteja aberto a aprender junto com seu filho e celebre cada progresso alcançado. Com o apoio e a orientação adequados, seu filho poderá desenvolver habilidades de comunicação que o ajudarão a se conectar com os outros e a alcançar seu pleno potencial.

Capítulo 6:
Manejando a Ansiedade no Autismo com TCC

A ansiedade é um desafio comum enfrentado por muitas crianças autistas. A incerteza, as mudanças na rotina e as demandas sociais podem gerar ansiedade significativa, afetando o bem-estar emocional e o funcionamento diário da criança. Neste capítulo, exploraremos como a Terapia Cognitivo-Comportamental (TCC) pode ser aplicada no manejo da ansiedade no autismo.

Compreendendo a Ansiedade no Autismo:

A ansiedade no autismo pode se manifestar de várias formas, como preocupações excessivas, medos irracionais, dificuldade em lidar com mudanças ou situações sociais, e comportamentos repetitivos ou rituais que visam aliviar a ansiedade. É importante entender que a ansiedade pode ser uma resposta ao processamento sensorial atípico, à dificuldade em lidar com a imprevisibilidade ou à sobrecarga cognitiva.

A TCC oferece abordagens eficazes para ajudar as crianças autistas a identificar, compreender e manejar a ansiedade. Ao fornecer estratégias específicas, podemos ajudar a criança a enfrentar seus medos, desafiar pensamentos negativos e desenvolver habilidades de coping adequadas.

Identificando e Desafiando os Pensamentos Ansiosos:

Um componente-chave da TCC é a identificação e o desafio dos pensamentos ansiosos. Para ajudar a criança a lidar com a ansiedade, podemos seguir as seguintes estratégias:

Identificação dos pensamentos ansiosos: Ajude a criança a reconhecer os pensamentos que contribuem para a ansiedade. Ensine-a a identificar os padrões de pensamento negativos, como prever o pior cenário ou ter pensamentos exagerados sobre eventos futuros.

Questionamento dos pensamentos: Uma vez identificados os pensamentos ansiosos, encoraje a criança a questionar sua validade. Ajude-a a analisar a evidência que suporta ou refuta esses pensamentos. Isso pode envolver fazer perguntas como "Existem outras maneiras de olhar para essa situação?" ou "Qual é a probabilidade real de que isso aconteça?".

Substituição de pensamentos negativos: Auxilie a criança a substituir os pensamentos ansiosos por pensamentos mais realistas e positivos. Incentive-a a encontrar alternativas mais equilibradas e baseadas na evidência. Isso ajudará a reduzir a intensidade da ansiedade.

Exposição gradual: A exposição gradual é uma técnica eficaz para ajudar as crianças a enfrentar seus medos de maneira controlada. Encoraje a criança a enfrentar gradualmente as situações ou estímulos que desencadeiam ansiedade. Inicie com exposições leves e aumente progressivamente a dificuldade à medida que a criança se sentir mais confortável.

Relaxamento e técnicas de respiração: Ensine à criança técnicas de relaxamento, como exercícios de respiração profunda, meditação ou visualização guiada. Essas técnicas podem ser úteis para reduzir a ansiedade e promover uma sensação de calma.

Promovendo a Autonomia e Habilidades de Coping:

Além de desafiar os pensamentos ansiosos, é essencial ajudar a criança autista a desenvolver habilidades de coping e autonomia para lidar com a ansiedade. Aqui estão algumas estratégias baseadas na TCC para promover a autossuficiência e o manejo eficaz da ansiedade:

Desenvolvimento de um plano de enfrentamento: Trabalhe com a criança para criar um plano de enfrentamento personalizado. Identifique estratégias de coping que sejam eficazes para ela, como se envolver em atividades relaxantes, utilizar apoios visuais ou pedir ajuda a um adulto de confiança. Ter um plano de enfrentamento claro e acessível ajudará a criança a sentir-se mais preparada para lidar com a ansiedade.

Ensino de habilidades de autorregulação: Ajude a criança a identificar e reconhecer os sinais físicos de ansiedade, como batimentos cardíacos acelerados, respiração rápida ou tensão muscular. Em seguida, ensine técnicas de autorregulação, como contar até 10, usar uma palavra-chave ou fazer uma pausa para acalmar o corpo e a mente.

Construção de uma rede de apoio: Incentive a criança a buscar apoio social quando estiver enfrentando ansiedade. Isso pode incluir falar com um amigo próximo, um membro da família ou um profissional de confiança. Certifique-se de que a criança entenda que buscar ajuda não é um sinal de fraqueza, mas sim uma maneira saudável de lidar com a ansiedade.

Promoção de um estilo de vida saudável: Um estilo de vida saudável pode contribuir significativamente para o manejo da ansiedade. Incentive a criança a manter uma rotina regular de sono, praticar atividade física regularmente, alimentar-se de forma equilibrada e evitar o consumo excessivo de estimulantes, como cafeína. Esses hábitos saudáveis ajudam a fortalecer o bem-estar emocional e reduzir a ansiedade.

Criação de um ambiente de apoio: Garanta que o ambiente da criança seja seguro, previsível e estruturado. Isso inclui estabelecer rotinas consistentes, fornecer informações claras sobre mudanças ou eventos futuros e criar espaços tranquilos para momentos de descanso e relaxamento.

Reconhecimento e reforço positivo: Reconheça e recompense os esforços da criança em lidar com a ansiedade. Elogie seu comportamento corajoso, sua capacidade de enfrentar os medos e suas conquistas no manejo da ansiedade. O reforço positivo ajudará a reforçar o uso das estratégias de coping e a construir confiança na capacidade da criança de lidar com a ansiedade.

O manejo da ansiedade no autismo é fundamental para promover o bem-estar emocional e o funcionamento diário da criança. A Terapia Cognitivo-Comportamental (TCC) oferece estratégias eficazes para identificar, desafiar e manejar os pensamentos ansiosos, bem como para promover a autonomia e as habilidades de coping.

Neste capítulo, discutimos a importância de identificar e desafiar os pensamentos ansiosos, utilizando técnicas de exposição gradual, relaxamento e habilidades de coping. Além disso, abordamos a promoção da autonomia da criança, desenvolvendo um plano de enfrentamento personalizado, ensinando habilidades de autorregulação, construindo uma rede de apoio e promovendo um estilo de vida saudável.

Lembre-se de que cada criança é única e pode responder de maneira diferente às estratégias de manejo da ansiedade. É importante adaptar as abordagens às necessidades individuais do seu filho e estar atento a sinais de sobrecarga ou desconforto. Se necessário, procure a orientação de um profissional especializado em TCC ou em saúde mental infantil para obter suporte adicional.

Com paciência, compreensão e um plano de ação eficaz, você pode ajudar seu filho autista a lidar com a ansiedade de maneira saudável e construtiva. Lembre-se de celebrar cada pequena conquista ao longo do caminho e fornecer um ambiente de apoio e amor incondicional. Com seu apoio, seu filho pode desenvolver habilidades para enfrentar os desafios da ansiedade e viver uma vida mais equilibrada e feliz.

Capítulo 7:
Promovendo a Resiliência no Autismo com TCC

A resiliência é a capacidade de lidar com adversidades, superar desafios e se adaptar às mudanças. No contexto do autismo, promover a resiliência é essencial para o bem-estar emocional e o desenvolvimento positivo da criança. Neste capítulo, exploraremos como a Terapia Cognitivo-Comportamental (TCC) pode ser utilizada para fortalecer a resiliência no autismo.

Compreendendo a Resiliência no Autismo:

A resiliência é uma habilidade que pode ser desenvolvida em todas as crianças, incluindo aquelas com autismo. No entanto, é importante reconhecer que cada criança é única e tem suas próprias forças e desafios. A resiliência no autismo envolve ajudar a criança a enfrentar as dificuldades, construir uma identidade positiva, desenvolver habilidades de coping e buscar apoio adequado.

A TCC oferece estratégias valiosas para fortalecer a resiliência no autismo, auxiliando a criança a desenvolver habilidades cognitivas, emocionais e comportamentais que a ajudarão a enfrentar os desafios da vida de forma mais positiva e adaptativa.

Promovendo a Autoestima e a Auto aceitação:

A construção de uma autoestima saudável e uma atitude de autoaceitação são fundamentais para fortalecer a resiliência no autismo. Aqui estão algumas estratégias baseadas na TCC que podem ser aplicadas:

Foco nas habilidades e pontos fortes: Ajude a criança a reconhecer e valorizar suas habilidades e pontos fortes. Incentive-a a se envolver em atividades em que ela se destaca e que lhe tragam satisfação. Isso ajuda a construir uma imagem positiva de si mesma.

Autoafirmações positivas: Ensine a criança a usar afirmações positivas para fortalecer sua autoestima. Incentive-a a reconhecer suas conquistas, qualidades e características positivas. Por exemplo, ela pode repetir para si mesma: "Eu sou corajoso e capaz de enfrentar desafios".

Desafio de pensamentos negativos: Auxilie a criança a desafiar pensamentos negativos sobre si mesma. Ensine-a a identificar pensamentos autodepreciativos e substituí-los por pensamentos mais realistas e positivos. Por exemplo, ajudá-la a entender que cometer erros faz parte do aprendizado e não define sua totalidade como pessoa.

Desenvolvendo Habilidades de Coping:

As habilidades de coping são essenciais para fortalecer a resiliência no autismo. A TCC oferece várias estratégias que podem ser úteis nesse processo:

Identificação e expressão de emoções: Ajude a criança a identificar e expressar suas emoções de forma saudável. Ensine-a a reconhecer sinais físicos de emoções e a encontrar maneiras apropriadas de comunicar o que está sentindo.

Técnicas de relaxamento: Ensine à criança técnicas de relaxamento, como exercícios de respiração profunda, meditação ou relaxamento muscular progressivo. Essas técnicas podem ser úteis para

Continue acalmar a mente e o corpo em momentos de estresse e ansiedade, fortalecendo sua capacidade de lidar com situações desafiadoras.

Resolução de problemas: Ajude a criança a desenvolver
habilidades de resolução de problemas, estimulando-a a
identificar soluções possíveis e avaliar os prós e contras
de cada uma. Incentive-a a tomar decisões assertivas e a
buscar alternativas quando necessário.

Estabelecimento de metas realistas: Auxilie a criança a
estabelecer metas realistas e alcançáveis. Divida as
metas em etapas menores e ajude-a a desenvolver um
plano de ação para alcançá-las. Isso promoverá a
sensação de controle sobre sua própria vida e fortalecerá
sua resiliência.

Apoio social: Incentive a criança a buscar apoio social
quando enfrentar desafios. Ter uma rede de suporte
composta por familiares, amigos e profissionais pode ser
fundamental para fortalecer a resiliência. Ajude-a a
identificar pessoas em quem confia e a comunicar suas
necessidades e sentimentos.

Promovendo a Adaptação e a Flexibilidade:

A capacidade de se adaptar e ser flexível diante de
mudanças é um aspecto importante da resiliência no
autismo. A TCC oferece estratégias para promover essa
habilidade:

Exposição gradual às mudanças: Incentive a criança a se expor gradualmente a situações ou circunstâncias que envolvam mudanças. Comece com mudanças pequenas e previsíveis, fornecendo apoio e orientação à medida que ela se torna mais confortável com a ideia de adaptabilidade.

Reframing: Ajude a criança a adotar uma perspectiva mais flexível e aberta diante das mudanças. Incentive-a a encontrar o lado positivo das situações e a perceber que as mudanças podem trazer oportunidades e crescimento pessoal.

Estratégias de resolução de problemas: Ensine à criança estratégias de resolução de problemas específicas para lidar com situações de mudança. Isso pode envolver a criação de listas de prós e contras, a busca de informações adicionais ou o planejamento antecipado de ações alternativas.

Modelagem de comportamentos adaptativos: Seja um modelo de comportamento adaptativo e flexível para a criança. Demonstre como você enfrenta e se adapta a mudanças em sua própria vida, compartilhando suas experiências e estratégias de coping.

Promover a resiliência no autismo é fundamental para que a criança possa enfrentar os desafios e adversidades da vida com confiança e positividade. A TCC oferece uma abordagem eficaz para desenvolver habilidades cognitivas, emocionais e comportamentais que fortalecem a resiliência.

Neste capítulo, exploramos estratégias baseadas na TCC para promover a autoestima, desenvolver habilidades de coping, estimular a adaptação e a flexibilidade. Lembre-se de que cada criança é única, e é importante adaptar essas estratégias às necessidades individuais do seu filho.

Ao promover a resiliência, você estará fornecendo à criança com autismo as ferramentas necessárias para enfrentar os desafios da vida com coragem e determinação. A resiliência é uma qualidade que pode ser desenvolvida ao longo do tempo, e seu apoio e orientação desempenham um papel fundamental nesse processo.

Reconheça e valorize os pontos fortes da criança, ajudando-a a construir uma autoimagem positiva. Incentive-a a se expressar emocionalmente e a utilizar técnicas de relaxamento para lidar com o estresse e a ansiedade. Ensine-a a resolver problemas de forma eficaz e a estabelecer metas realistas, permitindo que ela experimente um senso de conquista e progresso.

Ao promover a adaptação e a flexibilidade, você estará capacitando a criança a lidar com as mudanças que ocorrem em sua vida. Incentive-a a enfrentar situações desafiadoras e ajude-a a encontrar o lado positivo das mudanças. Ao se tornar um modelo de comportamento adaptativo, você estará demonstrando habilidades de resiliência na prática.

Lembre-se de que a jornada da resiliência é contínua, com altos e baixos. Esteja presente para apoiar e encorajar seu filho ao longo do caminho. Celebre suas conquistas e aprendizados, mesmo que sejam pequenos. Reforce a ideia de que a resiliência envolve aprender com os obstáculos e utilizar essas experiências como oportunidades de crescimento pessoal.

Por fim, lembre-se de que você não está sozinho nessa jornada. Procure apoio de profissionais especializados em autismo, de grupos de apoio e de outros pais que compartilham experiências semelhantes. Compartilhar conhecimentos e experiências pode fortalecer sua própria resiliência e fornecer recursos adicionais para apoiar seu filho.

Promover a resiliência no autismo é um processo contínuo
e desafiador, mas essencial para o desenvolvimento
positivo da criança. Através da Terapia Cognitivo-
Comportamental (TCC), é possível fornecer estratégias
eficazes para fortalecer a autoestima, desenvolver
habilidades de coping e promover a adaptação e a
flexibilidade.

Neste capítulo, exploramos várias estratégias baseadas
na TCC, incluindo o foco nas habilidades e pontos fortes,
o desafio de pensamentos negativos, o desenvolvimento
de habilidades de coping, a promoção da auto aceitação,
a busca por apoio social e o estímulo à adaptação e
flexibilidade.

Lembre-se de que a resiliência é um processo individual,
e cada criança desenvolverá suas próprias estratégias ao
longo do tempo. Continue apoiando, encorajando e
fornecendo um ambiente seguro e amoroso para o
crescimento e a resiliência do seu filho autista.

Ao capacitar seu filho a enfrentar os desafios da vida com
resiliência, você estará construindo uma base sólida para
seu bem-estar emocional e para um futuro cheio de
possibilidades.

Capítulo 8:
Promovendo a Comunicação Efetiva no Autismo com TCC

A comunicação é uma parte essencial da vida e desempenha um papel fundamental no desenvolvimento e no relacionamento social. Para crianças com autismo, a comunicação pode ser um desafio, mas é possível promover a comunicação efetiva através da Terapia Cognitivo-Comportamental (TCC). Neste capítulo, exploraremos estratégias baseadas na TCC para ajudar seu filho autista a desenvolver habilidades de comunicação e interação social.

Entendendo os Desafios da Comunicação no Autismo:

No autismo, os desafios de comunicação podem variar de dificuldades na linguagem verbal e não verbal a dificuldades na compreensão e expressão emocional. É importante compreender as necessidades e os pontos fortes do seu filho para melhorar sua comunicação.

A TCC oferece abordagens práticas e eficazes para ajudar seu filho a desenvolver habilidades de comunicação e superar obstáculos. Vamos explorar algumas estratégias a seguir.

Promovendo a Compreensão da Comunicação:

A compreensão é um componente essencial da comunicação. Aqui estão algumas estratégias baseadas na TCC para ajudar seu filho a melhorar sua compreensão:

Uso de pistas visuais: Utilize pistas visuais, como imagens, símbolos ou diagramas, para auxiliar na compreensão de conceitos e instruções. Essas representações visuais podem ajudar seu filho a processar e assimilar informações de forma mais eficaz.

Simplificação e clareza: Fale de forma clara, simples e direta. Evite linguagem figurada, expressões idiomáticas ou jargões que possam ser confusos para seu filho. Certifique-se de que ele entenda completamente o que está sendo comunicado.

Reforço e repetição: Utilize o reforço positivo e a repetição para reforçar a compreensão. Repita informações importantes, faça perguntas para garantir o entendimento e forneça feedback positivo quando seu filho demonstrar compreensão.

Modelagem: Seja um modelo de comunicação efetiva para seu filho. Use linguagem clara, faça pausas adequadas e dê tempo para que ele processe a informação. Mostre como se expressar de forma adequada e incentive-o a imitar seu comportamento.

Promovendo a Expressão da Comunicação:

Além de compreender, é importante ajudar seu filho a se expressar de maneira efetiva. Aqui estão algumas estratégias baseadas na TCC para promover a expressão da comunicação:

Ensino de habilidades de linguagem: Trabalhe com um fonoaudiólogo especializado em autismo para desenvolver habilidades de linguagem verbal ou não verbal. Eles podem fornecer técnicas e atividades específicas para melhorar a expressão da comunicação.

Comunicação alternativa e aumentativa (CAA): Explore o uso de sistemas de comunicação alternativos e aumentativos, como pranchas de comunicação, aplicativos de tablets ou dispositivos eletrônicos. Essas ferramentas podem ajudar seu filho a se expressar quando a linguagem verbal é um desafio.

Estabelecimento de rotinas e estruturas: A criação de rotinas e estruturas previsíveis pode facilitar a expressão da comunicação. Quando seu filho sabe o que esperar em determinados momentos do dia, ele se sentirá mais seguro e confiante para se comunicar. Estabeleça horários regulares para atividades como refeições, brincadeiras e momentos de interação social, criando um ambiente propício para a comunicação.

Estimulação da expressão emocional: Ajude seu filho a identificar e expressar suas emoções de maneira adequada. Ensine-o a reconhecer as emoções em si mesmo e nos outros, utilizando recursos visuais, como cartões de emoções, e encoraje-o a expressar seus sentimentos por meio de palavras, gestos ou desenhos.

Prática de habilidades sociais: A comunicação efetiva envolve não apenas a expressão verbal, mas também habilidades sociais adequadas. Promova a prática de habilidades sociais, como fazer contato visual, compartilhar turnos na conversa e ouvir atentamente os outros. Role-playing, jogos de interpretação e situações reais podem ser usados para praticar essas habilidades.

Lidando com Desafios na Comunicação:

Além das estratégias de promoção da comunicação, é importante lidar com desafios específicos que podem surgir. Aqui estão algumas orientações baseadas na TCC para lidar com esses desafios:

Ansiedade na comunicação: Se seu filho apresentar ansiedade relacionada à comunicação, trabalhe na redução dessa ansiedade por meio de técnicas de relaxamento, como a respiração profunda, e pratique situações de comunicação gradualmente, começando por cenários menos estressantes.

Ecolalia: Se seu filho apresentar ecolalia (repetição de palavras ou frases), ajude-o a desenvolver habilidades de linguagem mais funcionais, ensinando-o a usar a linguagem de forma mais flexível e apropriada ao contexto.

Estimulação sensorial: Algumas crianças com autismo podem ser sensíveis a estímulos sensoriais, o que pode interferir na comunicação. Identifique e entenda as necessidades sensoriais do seu filho e forneça um ambiente adequado para reduzir esses desafios.

Frustração na comunicação: Se seu filho ficar frustrado quando não consegue se expressar ou ser compreendido, ajude-o a desenvolver estratégias de coping, como a utilização de palavras-chave, gestos ou imagens para expressar suas necessidades e desejos.

A comunicação efetiva é essencial para o desenvolvimento social e emocional da criança com autismo. A Terapia Cognitivo-Comportamental (TCC) oferece estratégias práticas e eficazes para promover a compreensão e a expressão da comunicação.

Neste capítulo, exploramos estratégias baseadas na TCC, como o uso de pistas visuais, simplificação e clareza na linguagem, reforço e repetição, modelagem, ensino de habilidades de linguagem, comunicação alternativa e aumentativa, estabelecimento de rotinas e estruturas, estimulação da expressão emocional e prática de habilidades sociais.

Lembre-se de que cada criança com autismo é única, e as estratégias que funcionam para uma podem não funcionar da mesma forma para outra. Portanto, é importante adaptar as estratégias às necessidades individuais do seu filho.

A comunicação efetiva é um processo contínuo e requer paciência, prática e consistência. Celebre cada conquista, por menor que seja, e esteja aberto a ajustar as abordagens à medida que seu filho cresce e se desenvolve.

Além disso, lembre-se de que a comunicação vai além das palavras. Esteja atento às formas não verbais de comunicação, como expressões faciais, linguagem corporal e contato visual. Prestar atenção a esses sinais pode ajudar a entender melhor as necessidades e os sentimentos do seu filho.

Busque apoio de profissionais, como fonoaudiólogos especializados em autismo, que possam oferecer orientações personalizadas e técnicas específicas para melhorar a comunicação do seu filho. Além disso, participe de grupos de apoio e conecte-se com outros pais de crianças com autismo para compartilhar experiências, trocar ideias e obter suporte emocional.

Lembre-se de que a comunicação efetiva é uma jornada contínua, e seu envolvimento e apoio são fundamentais para ajudar seu filho a desenvolver suas habilidades de comunicação. Com dedicação, amor e a utilização de estratégias baseadas na Terapia Cognitivo-

Comportamental (TCC), você está no caminho certo para promover uma comunicação mais efetiva e significativa na vida do seu filho autista.

Ao fortalecer a comunicação, você está abrindo portas para um mundo de possibilidades, conexões significativas e um maior desenvolvimento social e emocional para seu filho. Continue investindo nessa jornada e celebre cada marco ao longo do caminho.

Capítulo 9:

Gerenciando o Estresse e a Ansiedade no Autismo com TCC

O estresse e a ansiedade são desafios comuns enfrentados por muitas pessoas com autismo. Essas condições podem ser exacerbadas pelas dificuldades de comunicação, sensibilidade sensorial e mudanças na rotina. No entanto, com a ajuda da Terapia Cognitivo-Comportamental (TCC), é possível aprender estratégias eficazes para gerenciar o estresse e a ansiedade no autismo. Neste capítulo, exploraremos técnicas baseadas na TCC para ajudar você e seu filho a lidar com essas questões.

Entendendo o Estresse e a Ansiedade no Autismo:

O autismo é frequentemente acompanhado por uma maior suscetibilidade ao estresse e à ansiedade. Essas condições podem se manifestar de diferentes maneiras, como preocupação excessiva, medos específicos, dificuldade em lidar com mudanças e comportamentos repetitivos.

A TCC oferece estratégias eficazes para identificar e lidar com o estresse e a ansiedade, ajudando a promover uma melhor qualidade de vida para as pessoas com autismo. Vamos explorar algumas dessas estratégias a seguir.

Identificando e Desafiando os Pensamentos Ansiosos:

A primeira etapa para lidar com a ansiedade é identificar os padrões de pensamento negativos que podem desencadear ou intensificar essa emoção. Aqui estão algumas estratégias baseadas na TCC para ajudar você seu filho a desafiar esses pensamentos ansiosos:

Aprender a reconhecer os pensamentos ansiosos: Ajude seu filho a identificar os pensamentos que desencadeiam a ansiedade. Pode ser útil usar exemplos concretos ou situações específicas para ajudá-lo a identificar esses pensamentos.

Questionar os pensamentos ansiosos: Encoraje seu filho a questionar a validade dos pensamentos ansiosos. Ajude-o a explorar evidências que apoiem ou contradigam esses pensamentos. Isso pode ajudar a reduzir a intensidade da ansiedade ao perceber que nem todos os pensamentos ansiosos são baseados em fatos reais.

Substituir os pensamentos ansiosos por pensamentos mais realistas: Ajude seu filho a substituir os pensamentos ansiosos por pensamentos mais realistas e equilibrados.

Ensine-o a pensar em alternativas mais positivas e a considerar diferentes perspectivas.

Desenvolvendo Estratégias de Enfrentamento Efetivas:

Além de desafiar os pensamentos ansiosos, é importante desenvolver estratégias de enfrentamento efetivas para lidar com o estresse e a ansiedade. Aqui estão algumas estratégias baseadas na TCC para ajudar você e seu filho a gerenciar o estresse e a ansiedade:

Técnicas de relaxamento: Ensine seu filho técnicas de relaxamento, como a respiração profunda, a visualização guiada e o relaxamento muscular progressivo. Essas técnicas podem ajudar a reduzir os níveis de ansiedade e promover a calma.

Exposição gradual: A exposição gradual é uma estratégia eficaz para ajudar seu filho a enfrentar seus medos e ansiedades. Trabalhe com seu filho para criar uma hierarquia de situações que geram ansiedade, começando pelas menos assustadoras e avançando gradualmente para as mais desafiadoras. Encoraje-o a enfrentar essas situações de forma gradual, fornecendo apoio e reforço positivo ao longo do processo.

Gerenciamento do tempo: Estabeleça rotinas e estruturas claras para ajudar seu filho a lidar com mudanças e incertezas. Use calendários visuais, listas de tarefas e lembretes para auxiliá-lo a entender o que está por vir e se preparar adequadamente.

Estratégias de resolução de problemas: Ensine seu filho a usar estratégias de resolução de problemas para lidar com situações estressantes. Ajude-o a identificar possíveis soluções, pesar os prós e contras e tomar decisões informadas. Isso pode fortalecer sua capacidade de lidar com desafios de forma eficaz.

Estabelecimento de metas realistas: Ajude seu filho a estabelecer metas realistas e alcançáveis. Divida as metas maiores em etapas menores e celebre cada conquista ao longo do caminho. Isso pode aumentar a motivação e reduzir a ansiedade relacionada ao desempenho.

Lidando com Mudanças e Transições:

As mudanças e transições podem ser especialmente desafiadoras para indivíduos com autismo, muitas vezes resultando em estresse e ansiedade. Aqui estão algumas estratégias baseadas na TCC para lidar com essas situações:

Planejamento antecipado: Ajude seu filho a se preparar para mudanças e transições através do planejamento antecipado. Explique as mudanças que ocorrerão, forneça informações claras sobre o que esperar e responda a quaisquer perguntas que ele possa ter.

Utilização de recursos visuais: Use recursos visuais, como cronogramas, calendários e diagramas, para auxiliar seu filho a compreender as mudanças e transições. Esses recursos podem ajudar a fornecer uma representação visual e tangível do que está por vir.

Prática de simulações: Realize simulações ou role-playing de situações de mudança ou transição para ajudar seu filho a se familiarizar com elas. Isso pode ajudar a reduzir a ansiedade e fornecer um ambiente seguro para praticar habilidades de enfrentamento.

Reforço positivo: Reforce e recompense seu filho quando ele lida bem com mudanças e transições. Reconheça seus esforços e elogie suas conquistas, incentivando-o a continuar a enfrentar desafios futuros com confiança

Lidar com o estresse e a ansiedade no autismo pode ser desafiador, mas a Terapia Cognitivo-Comportamental (TCC) oferece estratégias eficazes para ajudar você e seu filho a gerenciar essas questões.

Neste capítulo, exploramos estratégias baseadas na TCC, como identificar e desafiar os pensamentos ansiosos, desenvolver estratégias de enfrentamento efetivas, lidar com mudanças e transições

Capítulo 10:
Fomentando a Autonomia e a Autossuficiência no Autismo com TCC

Um dos objetivos essenciais no cuidado de uma criança com autismo é promover sua autonomia e autossuficiência. Capacitar seu filho a desenvolver habilidades independentes é fundamental para seu crescimento e desenvolvimento ao longo da vida. Neste capítulo, exploraremos como a Terapia Cognitivo-Comportamental (TCC) pode ser aplicada para fomentar a autonomia e a autossuficiência no autismo.

Estabelecendo Objetivos Realistas:

A definição de metas realistas e alcançáveis é o primeiro passo para promover a autonomia e a autossuficiência. Considere as habilidades e capacidades do seu filho e defina objetivos que possam ser alcançados gradualmente. Lembre-se de que cada criança é única e o ritmo de progresso pode variar.

Divida as metas em etapas menores e estabeleça um plano de ação claro para cada uma delas. Isso ajudará seu filho a ver o progresso conquistado e a se motivar para alcançar os próximos passos.

Promovendo Habilidades de Autocuidado:

As habilidades de autocuidado são fundamentais para a independência diária. Aqui estão algumas estratégias baseadas na TCC para promover essas habilidades:

Rotinas e Estrutura: Estabeleça rotinas e estruturas claras para as atividades diárias, como higiene pessoal, vestir-se, alimentação e cuidados com o ambiente. Use calendários visuais e listas de verificação para ajudar seu filho a seguir uma sequência de ações.

Modelagem e Reforço: Demonstre e modele as habilidades de autocuidado para seu filho, explicando cada passo. Ofereça elogios e reforço positivo quando ele conseguir realizar uma tarefa de forma independente. Isso reforçará sua autoconfiança e incentivará o desenvolvimento de habilidades.

Quebra de Tarefas: Divida as habilidades de autocuidado em passos menores e ensine-os gradualmente. Concentre-se em um passo de cada vez, ajudando seu filho a dominar uma etapa antes de passar para a próxima. Isso tornará as tarefas mais gerenciáveis e promoverá o sucesso.

Promovendo Habilidades Sociais e de Comunicação:

As habilidades sociais e de comunicação são essenciais para a interação com os outros e o estabelecimento de relacionamentos significativos. Aqui estão algumas estratégias baseadas na TCC para fomentar essas habilidades:

Prática de Papéis: Realize simulações ou jogos de representação para ajudar seu filho a praticar habilidades sociais, como iniciar uma conversa, fazer perguntas e demonstrar empatia. Ofereça feedback construtivo e reforço positivo para incentivar seu desenvolvimento.

Modelagem de Comportamento: Seja um modelo de comportamentos sociais e de comunicação adequados. Demonstre o uso de linguagem clara, expressões faciais adequadas e escuta ativa. Seu filho aprenderá observando você e imitando seu comportamento.

Resolução de Conflitos: Ensine seu filho a resolver conflitos de forma construtiva. Explique a importância de

expressar seus sentimentos de maneira respeitosa e ouvir
o ponto de vista dos outros. Ensine estratégias de
resolução de problemas, como encontrar soluções de
compromisso e buscar um entendimento mútuo.

Fomentando a Independência nas Atividades Diárias:

Além das habilidades de autocuidado, é importante
promover a independência em outras atividades diárias.
Aqui estão algumas estratégias baseadas na TCC para
ajudar nesse processo:

Estabelecimento de Rotinas Estruturadas: Crie rotinas e
estruturas claras para as atividades diárias, como
organização do material escolar, tarefas domésticas e
cuidados com animais de estimação. Utilize calendários,
listas de tarefas e lembretes visuais para ajudar seu filho a
seguir uma sequência de ações.

Ensino por Passos: Divida as atividades em etapas
menores e ensine seu filho a realizá-las uma de cada vez.
Forneça instruções claras e reforço positivo à medida que
ele avança nas etapas. Gradualmente, encoraje-o a
realizar a atividade de forma independente.

Tomada de Decisão: Incentive seu filho a tomar decisões autônomas, dentro de limites apropriados para sua idade e nível de desenvolvimento. Permita que ele faça escolhas simples em situações do cotidiano, como a seleção de roupas ou a escolha de um lanche saudável.

Promovendo a Autodefesa e a Segurança:

Ensinar habilidades de autodefesa e segurança é fundamental para a autonomia e a autossuficiência. Aqui estão algumas estratégias baseadas na TCC para promover essas habilidades:

Consciência do Ambiente: Ajude seu filho a desenvolver a consciência do ambiente e a reconhecer possíveis perigos. Ensine-o a identificar pessoas de confiança e a entender os limites de sua privacidade pessoal.

Habilidades de Comunicação Assertiva: Ensine seu filho a expressar suas necessidades, dizer "não" de maneira assertiva e buscar ajuda quando necessário. Pratique situações de comunicação assertiva e ensine-o a reconhecer sinais de perigo e a reagir adequadamente.

Reconhecimento e Gerenciamento de Emoções: Ajude seu filho a reconhecer e gerenciar suas emoções, ensinando-o a identificar sinais de estresse, frustração ou desconforto. Forneça estratégias de autorregulação emocional, como a respiração profunda e o relaxamento muscular, para ajudá-lo a lidar com situações desafiadoras.

Promover a autonomia e a autossuficiência em crianças com autismo é um processo gradual, mas gratificante. A aplicação da Terapia Cognitivo-Comportamental (TCC) pode desempenhar um papel significativo nesse processo, fornecendo estratégias eficazes para desenvolver habilidades de autocuidado, habilidades sociais, independência em atividades diárias e autodefesa.

Lembre-se de que cada criança é única, e o progresso pode variar. Seja paciente, ofereça apoio constante e celebre as conquistas do seu filho, por menores que sejam. Continue adaptando as estratégias com base nas necessidades individuais dele, buscando sempre seu desenvolvimento e bem-estar.

Além disso, lembre-se de que a jornada em direção à autonomia e autossuficiência não termina na infância. À medida que seu filho cresce e amadurece, novos desafios e metas surgirão. Continue incentivando-o a assumir responsabilidades progressivamente maiores e a buscar a independência em diferentes aspectos da vida.

A TCC é uma ferramenta valiosa para ajudar no desenvolvimento da autonomia e autossuficiência no autismo. No entanto, lembre-se de que é importante trabalhar em parceria com profissionais de saúde especializados em autismo e adaptar as estratégias às necessidades específicas do seu filho.

À medida que você implementa as técnicas e estratégias discutidas neste capítulo, lembre-se de valorizar o progresso e o esforço do seu filho. Celebre cada conquista e mantenha uma visão positiva de seu potencial de crescimento.

Promover a autonomia e a autossuficiência no autismo é um processo contínuo que exige dedicação e paciência. Com o apoio adequado e a aplicação consistente da TCC, você estará ajudando seu filho a desenvolver as habilidades necessárias para se tornar uma pessoa independente, confiante e capaz de enfrentar os desafios da vida.

Ao final deste livro, espero que você tenha adquirido conhecimentos valiosos sobre o autismo e as possibilidades de intervenção baseadas na TCC. Lembre-se de que cada indivíduo com autismo é único, e é fundamental adaptar as estratégias às necessidades específicas de cada pessoa.

Desejo a você e a seu filho uma jornada repleta de descobertas, crescimento e superação. Com dedicação, amor e o suporte adequado, vocês podem alcançar um futuro brilhante e gratificante.

Fim do capítulo 10 e do livro.

Referências :

Ao longo do desenvolvimento deste livro, foram utilizadas diversas fontes de informações sobre Terapia Cognitivo-Comportamental (TCC) e autismo. Aqui estão algumas referências que foram consultadas para embasar o conteúdo apresentado:

Chalfant, A., Rapee, R., & Carroll, L. (2007). Treating anxiety disorders in children with high functioning autism spectrum disorders: A controlled trial. Journal of Autism and Developmental Disorders, 37(10), 1842-1857.

Hayes, S. C., Strosahl, K. D., & Wilson, K. G. (1999). Acceptance and commitment therapy: An experiential approach to behavior change. Guilford Press.

Lovaas, O. I. (1987). Behavioral treatment and normal educational and intellectual functioning in young autistic children. Journal of Consulting and Clinical Psychology, 55(1), 3-9.

Reaven, J. (2009). Children with high-functioning autism spectrum disorders and co-occurring anxiety symptoms: Implications for assessment and treatment. Journal of Autism and Developmental Disorders, 39(6), 839-845.

Wood, J. J., Drahota, A., Sze, K. M., Har, K., Chiu, A., & Langer, D. A. (2009). Cognitive behavioral therapy for anxiety in children with autism spectrum disorders: A randomized, controlled trial. Journal of Child Psychology and Psychiatry, 50(3), 224-234.

É importante destacar que o conteúdo deste livro foi elaborado com base em informações disponíveis até a minha data de conhecimento (Julho de 2023). É sempre recomendado buscar fontes atualizadas e consultar profissionais especializados no tratamento do autismo para obter orientações específicas e personalizadas para o seu filho.

As referências citadas acima fornecem um ponto de partida para aprofundar o conhecimento sobre a TCC e seu uso no tratamento do autismo. Espero que você encontre nelas fontes adicionais de informações e pesquisas para continuar sua jornada de compreensão e apoio ao seu filho.

Livro TCC para Pais de Autista

June 25, 2023

(Em branco)